MÉMOIRE

SUR LA

MAISON DES ALIÉNÉS

DE SAINT-PIERRE-MARTINIQUE.

MÉMOIRE

SUR LA

MAISON DES ALIÉNÉS

DE SAINT-PIERRE-MARTINIQUE.

Ouvrages de M. le docteur RUFZ.

Étude de la Phthisie à la Martinique insérées dans les *Mémoires de l'Académie de médecine.* Paris, 1843, t. X, p. 223 à 277.

Recherches sur les empoisonnements pratiqués par les Nègres à la Martinique. Paris, 1844, in-8 de 156 pages.

Recherches sur la santé et la mortalité des Nègres dans les habitations-sucreries de la Martinique (*Annales d'hygiène publique et de médecine légale*, 1849, tome XLI, pages 5 à 30, et 241 à 267).

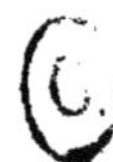

Paris. — Imprimerie de L. MARTINET, rue Mignon, 2.

MÉMOIRE

SUR LA

MAISON DES ALIÉNÉS

DE SAINT-PIERRE-MARTINIQUE,

PAR

MM. RUFZ et DE LUPPÉ,

Médecins de cet établissement.

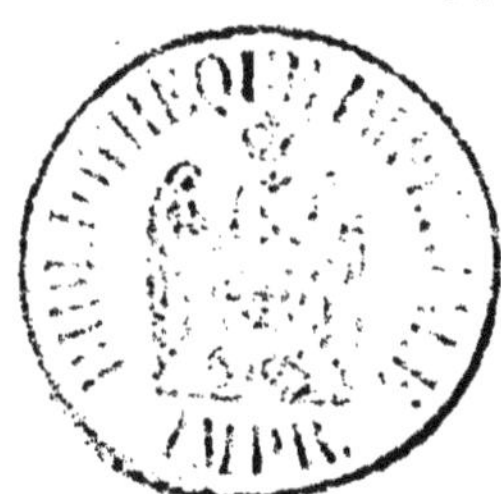

PARIS,

CHEZ J.-B. BAILLIÈRE,

LIBRAIRE DE L'ACADÉMIE IMPÉRIALE DE MÉDECINE,
Rue Hautefeuille, 19.

Londres,   New-York,
H. BAILLIÈRE, 219, Regent-Street.   H. BAILLIÈRE, 290, Broadway.

MADRID, C. BAILLY-BAILLIÈRE, CALLE DEL PRINCIPE, 11.

1856.

EXTRAIT DE

ANNALES D'HYGIÈNE PUBLIQUE ET DE MÉDECINE LÉGALE, 2ᵉ série, 1856, tomes V et VI. Journal rédigé par MM. Adelon, Andral, Boudin, Brierre de Boismont, Chevallier, Devergie, Gaultier de Claubry, Guérard, Kéraudren, Lassaigne, Mélier, Amb. Tardieu, Trébuchet, Villermé, publié depuis 1829, tous les trois mois, par cahiers de 250 pages avec planches. — Prix de l'abonnement par année, 18 francs; *franco* pour les départements, 21 francs.

A Paris, chez J.-B. Baillière, 19, rue Hautefeuille.

MÉMOIRE

SUR LA

MAISON DES ALIÉNÉS

DE SAINT-PIERRE-MARTINIQUE.

PREMIÈRE PARTIE.

Presque toutes les maisons d'aliénés ont publié des comptes rendus de leur population. On espère que les comparaisons, auxquelles le rapprochement de ces sortes de travaux donnera lieu, pourront un jour jeter quelques lumières sur la nature de la folie, ou fixer quelques points de son histoire. C'est du moins une manière d'étudier cette maladie ; c'est son côté statistique qu'en tout état de choses il sera toujours curieux de connaître.

Médecins de l'un de ces asiles où il est possible d'observer la folie, nous avons pensé que nous devions répondre à l'intention de la science, et, dans cette enquête entreprise par elle, apporter notre déposition, c'est-à-dire le contingent des observations que nous avons pu faire. Il nous a paru que la position géographique de notre établissement, unique peut-être en son genre dans la zone intertropicale, offrirait un intérêt particulier, que notre travail mériterait quelque attention, et, jusqu'à une autre appréciation meilleure, servirait à représenter l'état de la folie dans cette partie de la terre, et ferait nombre dans la statistique générale de cette infirmité.

La maison de santé de Saint-Pierre Martinique a été fondée (1), en 1839, sous le gouvernement de M. le contre-amiral de Moges, alors dans toute la plénitude d'une belle intelligence, et dans tout l'éclat de sa haute position ; mais qui, par une de ces rencontres de circonstances que l'on ne peut s'empêcher de remarquer sans leur donner trop d'importance, devait à peu d'années de là réclamer le secours de ces asiles dont il assurait le bienfait aux malheureux aliénés de la Martinique. Grande et triste leçon de la solidarité qui doit régner sur la terre entre les hommes !

L'ouverture d'une maison d'aliénés, en 1839, à la Martinique, est une des preuves irrécusables que l'esprit de bienveillance et de commisération qui anime la société moderne envers les infortunes de tout genre, avait pénétré dans cette île. C'est la meilleure réfutation de ces attaques passionnées, et de cette hostilité systématique qui, vers cette époque, poursuivait la société coloniale.

En effet, en 1839, alors que dans beaucoup de villes de l'Europe plus importantes que la nôtre (à Rome, disait Brierre de Boismont, le sort des aliénés est déplorable), alors, disons-nous, que les fous étaient encore traités dans ces villes par des chaînes et par des cachots comme des criminels, on vit s'élever dans la position la plus riante, la plus fraîche, la plus salubre de Saint-Pierre, encadrée dans le paysage le plus pittoresque, en face de la belle savane du Fort, une maison vaste,

____

(1) Par M. A. Lemaire, administrateur général des hôpitaux militaires de la colonie, homme à initiative et à dévouement, dont la mémoire est chère à tous ceux qui l'ont connu, et qui est mort à Paris, où il était allé pour étudier les établissements d'aliénés afin de perfectionner celui qu'il venait d'établir.

commode, dont l'apparence surprenait lorsqu'on venait à apprendre que c'était la maison des fous (1), c'est-à-dire un asile ouvert à ces pauvres noirs, rebut même de l'esclavage, dont la vie, n'ayant plus de prix aux yeux de l'industrie particulière, était devenue sacrée à ceux de l'administration publique.

L'organisation intérieure de la maison ne démentait pas ce que promettait l'aspect extérieur ; l'établissement pouvait souffrir la comparaison avec les plus recommandables. Il offrait les divisions convenables, des promenoirs, un jardin ; toutes les ressources, dont l'expérience a fait connaître l'utilité, prévenaient en quelque sorte les besoins des aliénés ; enfin rien n'avait été négligé pour que la maison, suivant l'heureuse expression d'Esquirol, fût en elle-même le principal instrument de la guérison des malades.

Auparavant, les fous dangereux, car ceux-là seuls avaient droit à l'intérêt public, étaient renfermés dans un cloaque hideux, dont l'aspect avait arraché des larmes aux membres de la commission nommée par le conseil colonial pour en faire l'inspection.

Encore n'étaient-ils que 13 seulement qui profitaient de cette affreuse assistance.

Il arriva à la Martinique ce qui est arrivé partout : aussitôt qu'il y eut un asile convenable ouvert à l'aliénation mentale, le nombre des aliénés parut augmenter, non point certainement parce que l'établissement faisait naître la maladie, mais parce que sa bonne réputation surmontait la répugnance des familles, et les déterminait à y placer ceux des leurs qui se trouvaient atteints de cette infirmité, assurées qu'ils y trouveraient les soins que réclamait leur état.

Le tableau suivant fait voir le mouvement des admissions

(1) Quinze ans plus tard, en 1854, un des gouverneurs, successeur de M. de Moges, M. le comte de Gueydon, en visitant cet établissement, s'écriait : « *Mais c'est vraiment trop beau pour des fous!* »

depuis l'année d'installation 1839, jusqu'à l'année 1853 inclusivement.

N° 1. Aliénés provenant de l'ancien hospice de Fort de France. . . . . 13 ⎫
　　　Admissions en 1839 (année de la fondation de l'établissement) . . 9 ⎭ 22

Décès en 1839. . . . . »　⎫
Sorties en 1839 . . . . 1　⎬ 2
Guérisons en 1839. . . . . 1　⎭

Restant au 1er janvier 1840 . . . 　20
Admissions en 1840 . . . . 　11
　　　　　　　　　　　　　　　　　　31

Décès en 1840. . . . . »　⎫
Sorties en 1840. . . . . »　⎬ 2
Guérisons en 1840. . . . . 1　⎭

Restant au 1er janvier 1841 . . . 　29
Admissions en 1841. . . . . 　16
　　　　　　　　　　　　　　　　　　45

Décès en 1841. . . . . 6　⎫
Sorties en 1841 . . . . »　⎬ 16
Guérisons en 1841. . . . . 10　⎭

Restant au 1er janvier 1842. . . . 　29
Admissions en 1842. . . . . 　18
　　　　　　　　　　　　　　　　　　47

Décès en 1842. . . . . 11　⎫
Sorties en 1842. . . . . »　⎬ 15
Guérisons en 1842. . . . . 4　⎭

Restant au 1er janvier 1843 . . . 　32
Admissions en 1843. . . . . 　24
　　　　　　　　　　　　　　　　　　56

Décès en 1843. . . . . 6　⎫
Sorties en 1843. . . . . »　⎬ 13
Guérisons en 1843 . . . . 7　⎭

Restant au 1er janvier 1844. . . . 　43
Admissions en 1844. . . . . 　25
　　　　　　　　　　　　　　　　　　68

Ci-contre. . .		68
Décès en 1844.	13	
Sorties en 1844.	2	
Guérisons en 1844.	9	24
Restant au 1er janvier 1845 . . .		44
Admissions en 1845.		48
		92
Décès en 1845.	17	
Sorties en 1845	6	
Guérisons en 1845.	10	33
Restant au 1er janvier 1846 . . .		59
Admissions en 1846.		40
		99
Décès en 1846.	13	
Sorties en 1846	3	
Guérisons en 1846.	19	35
Restant au 1er janvier 1847 . . .		64
Admissions en 1847.		30
		94
Décès en 1847.	15	
Sorties en 1847.	2	
Guérisons en 1847	16	33
Restant au 1er janvier 1848 . . .		61
Admissions en 1848.		58
		119
Décès en 1848.	15	
Sorties en 1848	2	
Admissions en 1848	13	30
Restant au 1er janvier 1849 . . .		89
Admissions en 1849.		46
		135

D'autre part. . . 135

Décès en 1849.	23	
Sorties en 1849	4	47
Admissions en 1849	20	

Restant au 1er janvier 1850. . . .	88
Admissions en 1850.	31
	119

Décès en 1850.	20	
Sorties en 1850	11	45
Guérisons en 1850.	14	

Restant au 1er janvier 1851 . . .	74
Admissions en 1851.	32
	106

Décès en 1851.	10	
Sorties en 1851	16	36
Guérisons en 1851.	10	

Restant au 1er janvier 1852 . . .	70
Admissions en 1852.	52
	122

Décès en 1852.	23	
Sorties en 1852	5	45
Guérisons en 1852.	17	

Restant au 1er janvier 1853. . . .	77
Admissions en 1853.	37
	114

Décès en 1853.	17	
Sorties en 1853.	12	50
Guérisons en 1853.	21	

	64

Résumé.

Admissions depuis la fondation de cet établissement jusqu'au 1er janvier 1854		490
Il y est décédé pendant le même temps	189	
Il en est sorti avant rétablissement complet.	64	426
Et il en est guéri.	173	

Restant au 1er janvier 1854. . . .	64

Comme on le voit ci-dessus, le nombre des admissions, de
1839 à 1853, est de 490; toutefois ces admissions ne con-
cernent pas 490 individus différents, car parmi les 64 personnes sorties avant complet rétablissement, et qui figurent à
ce titre sur le présent tableau, 36 hommes et 15 femmes ont
été réintégrés : ensemble 51 réadmissions. Ce n'est donc de
fait que sur 439 aliénés que porte le traitement, et c'est de ce
chiffre que nous nous servirons pour établir la moyenne an-
nuelle des guérisons obtenues, ainsi que celle des décès.

Pour nous, le nombre 439 représente les deux tiers de la
folie à la Martinique, durant cette période de 1839 à 1854.
Ceci, nous le savons, n'est qu'une appréciation, une impression personnelle, à vue d'œil, pour ainsi dire, et qui ne repose
pas sur un chiffre d'une exactitude mathématique, mais c'est
le résultat de notre expérience qu'à défaut d'autre nous nous
permettons de donner ; c'est le résultat de renseignements
pris auprès de confrères instruits, ou auprès de personnes
qui, en pareilles matières, pouvaient être consultées. Nous
croyons donc n'être pas éloignés de la vérité en établissant
que l'asile de Saint-Pierre a reçu et traité, depuis son ouverture, les deux tiers des folies qui ont eu lieu à la Martinique.
Il y a eu tout au plus un tiers de malades restés en dehors, et
deux ou trois individus envoyés en France. Nous sommes as-
surés de ne pas trouver de contradicteurs dans ceux qui
voudront se livrer à la même appréciation que nous ; car
c'est à des appréciations plus ou moins approximatives que
nous sommes réduits à nous en tenir. Il n'existe aucun dénombrement exact et officiel du nombre des fous à la Martinique.

Il ne serait donc pas possible d'établir un rapport exact de
la folie à la raison dans notre colonie, ainsi que la chose a été
faite pour beaucoup d'autres localités.

En France, suivant Esquirol, ce rapport était de 1 sur 1,750
en 1824.

Dans une nouvelle appréciation, le même Esquirol fit descendre, en 1830, ce rapport à 1 sur 1,000.

Voici quelques autres appréciations, d'après les comptes rendus de quelques statistiques.

Département du Nord	1 sur 827	(Joire).
— du Pas-de-Calais . . .	1 sur 984	(*id.*).
— du Maine.	1 sur 1710	(Dagonat).
— de la Seine-Inférieure.	1 sur 937	(Boutteville).
— de la Sarthe.	1 sur 695	(Etoc de Mazy).
— de la Loire-Inférieure.	1 sur 688	(Bouchat).

Quelque confiance que méritent ces appréciations, il est évident que ce ne sont aussi que des appréciations, qu'elles ne reposent pas sur des données assez certaines, assez identiques pour être érigées en *nombres mathématiques;* que ce sont des appréciations vagues qu'il faut accepter en attendant mieux, et qui, toutes vagues qu'elles soient, sont préférables aux mots *quantitatifs*, *peu* ou *beaucoup*, en ce qu'elles offrent une image plus précise, plus susceptible de corrections, et qui se prête mieux à des comparaisons. C'est encouragés par ces considérations, que nous allons essayer d'établir le rapport approximatif de l'aliénation mentale à la Martinique.

Pour cela nous prendrons l'année 1853 seulement, comme l'un de nos termes de comparaison, et nous ferons abstraction des autres années; car, dans le cours de ces années, l'administration locale a changé plusieurs fois sa règle pour l'admission des fous dans l'établissement de Saint-Pierre : tantôt elle les a admis en nombre limité, comme avant 1848; ou bien sans y regarder, comme ils se présentaient, ainsi qu'elle fut obligée de le faire, après 1848, lorsque l'émancipation eut mis tous les aliénés, détenus auparavant chez leurs maîtres, en liberté, et, pour ainsi dire, sur les bras de l'assistance publique; ou bien encore en nombre plus limité que jamais lorsque les ressources publiques furent plus restreintes, ainsi que cela est arrivé en cette année 1854.

Mais 1853 peut être pris pour l'année normale.

Il y avait au 1er janvier 1853   77
Admissions en 1853.   37
                              Total. . . .   114

Desquels il faut déduire :

Venant de la Guadeloupe . . . . . .   8 ⎞
Venant de Cayenne. . . . .   2 ⎬   11
Venant de la Trinidad . . . . . .   1 ⎠
                 Reste pour la Martinique. . .   103

Or, d'après le dernier dénombrement officiel, la population de la Martinique ayant été estimée à 129,641 , le rapport des aliénés à la population totale sera de 1 aliéné sur 853 habitants.

N° 2. — *Tableau faisant connaître la couleur de l'épiderme des 439 aliénés entrés à la maison de santé de Saint-Pierre, de 1839 à 1853 inclusivement.*

| BLANCS. | | | | NOIRS. | | | | COULEURS int. mixt. | | TOTAL. |
| Européens. | | Créoles. | | Créoles. | | Africains. | | | | |
Hommes.	Femmes.	Hommes.	Femmes.	Hommes.	Femmes.	Hommes.	Femmes.	Hommes.	Femmes.	
36	2	34	18	65	61	27	36	89	74	439

N° 3. — *Age des 439 aliénés ci-dessus par périodes décennales.*

| De 10 à 20 ans. | | De 20 à 30 ans. | | De 30 à 40 ans. | | De 40 à 50 ans. | | De 50 à 60 ans. | | De 60 à 70 ans. | | De 70 à 80 ans. | | TOTAL. |
Hommes.	Femmes.	Hommes.	Femmes.	Hommes.	Femmes.	Hommes.	Femmes.	Hommes.	Femmes.	Hommes.	Femmes.	Hommes.	Femmes.	
10	7	88	54	83	50	33	32	17	15	9	19	9	11	439

Le tableau n° 2 donne les admissions suivant le sexe :

Hommes, 251; femmes, 188. — Cette disproportion est remarquable. On sait que d'après le résultat général de la science obtenu sur un grand nombre d'aliénés en Europe pendant une longue période d'années, ce sont surtout les femmes qui paraissent être plus sujettes à la folie, et le résultat s'accorde avec l'induction que l'on tire *à priori* de leur plus grande susceptibilité nerveuse.

Ici aucune circonstance locale particulière n'explique le plus grand nombre d'hommes que de femmes, l'établissement ayant été toujours ouvert également aux deux sexes.

Ce résultat est surtout à noter, lorsqu'on vient à constater que la population féminine à la Martinique, comme presque par toute la terre, l'emporte sur la population masculine. Le dernier dénombrement porte les hommes pour 57,961, et les femmes pour 64,859.

Dans certaines contrées et dans plusieurs établissements (dit l'auteur de l'article FOLIE, du *Dictionnaire de médecine*), le nombre des malades du sexe masculin est cependant un peu plus considérable que celui des malades de l'autre sexe. —Dans notre établissement, même durant les dernières années 1852 et 1853, nous avons vu cet ordre interverti ; le nombre des femmes l'a emporté sur celui des hommes, sans qu'aucun changement ait été fait dans l'ordre des admissions.

Ceci montre combien il faut apporter de réserve en statistique, avant d'arrêter des conclusions générales, quelque circonstance fortuite et inappréciable pouvant paraître apporter une dérogation aux principes établis.

Le tableau n° 3 classe nos aliénés suivant l'âge, par périodes décennales.

On voit que sous la zone torride comme partout, la folie est rare avant l'âge de 20 ans, malgré la prétendue précocité physiologique des fonctions et des facultés, et, par conséquent, des passions.

En Europe, c'est dans la période de 30 à 40 ans que se présente le plus souvent l'aliénation mentale.

Ici celle de 20 à 30 paraît en première ligne; mais la période de 30 à 40 donne aussi un nombreux contingent, et la différence entre ces deux périodes est trop faible pour constituer une exception notable.

En définitive, comme partout, la période de 20 à 40 ans comprend les 3/5ᵉˢ au moins du total des aliénés; en prenant le laps de 20 ans, on est sûr d'y comprendre l'invasion de la maladie pour la grande majorité des cas; autrement l'âge des malades ne pourrait être pris pour celui de la maladie.

Ainsi les grandes conditions de l'organisation humaine, telles que le sexe et l'âge, dominent les climats; nouvelle preuve de la possibilité de l'acclimatement de l'homme par toute la terre, puisqu'il peut s'approprier aux climats et y conformer les conditions intimes de son organisation.

Admissions selon les saisons.

En Europe, il est établi par toutes les statistiques que le maximum des admissions, dans les maisons des fous, répond à la saison d'été, et le minimum à celle de l'hiver. Si la nature était logique à notre façon, la question de l'influence des climats semblerait devoir être un corollaire de celle des saisons; et du moment qu'il est démontré que la chaleur entre pour beaucoup dans la production de la folie, on devrait être porté à admettre que ce genre d'affections est plus fréquent dans les pays méridionaux. Mais déjà même en Europe il n'en a pas été ainsi, et c'est à une conclusion opposée que l'on est arrivé en comparant les contrées du nord avec celles du midi.

Le maximum de l'aliénation mentale est en Norwége et en Écosse, le minimum en Italie et en Espagne.

Marseille donne 1 aliéné sur 2000 habitants.

Rouen donne 1 aliéné sur 461 habitants.

N° 4. — *Admissions et réadmissions après rechutes selon les saisons.*

		1839	1840	1841	1842	1843	1844	1845	1846	1847	1848	1849	1850	1851	1852	1853	TOTAL des 15 ANNÉES
1er Trimestre	Janvier	»	1	3	2	2	[illegible]	[illegible]	[illegible]	[illegible]	[illegible]	6	6	»	5	[illegible]	58
	Février	»	2	1	»	»	[illegible]	[illegible]	[illegible]	[illegible]	[illegible]	3	4	2	4	[illegible]	51
	Mars	»	3	2	1	2	[illegible]	[illegible]	[illegible]	[illegible]	[illegible]	»	2	»	1	[illegible]	29
2e Trimestre	Avril	»	»	»	1	1	[illegible]	[illegible]	[illegible]	[illegible]	[illegible]	3	4	2	3	[illegible]	55
	Mai	»	1	4	»	»	[illegible]	[illegible]	[illegible]	[illegible]	[illegible]	3	»	4	3	[illegible]	43
	Juin	»	»	4	2	2	[illegible]	[illegible]	[illegible]	[illegible]	[illegible]	»	5	3	7	[illegible]	40
3e Trimestre	Juillet	»	»	»	1	6	[illegible]	[illegible]	[illegible]	[illegible]	[illegible]	9	3	4	6	[illegible]	44
	Août	»	»	1	2	4	[illegible]	[illegible]	[illegible]	[illegible]	[illegible]	»	»	8	1	[illegible]	41
	Septembre	2	»	»	»	4	[illegible]	[illegible]	[illegible]	[illegible]	[illegible]	9	5	»	5	[illegible]	45
4e Trimestre	Octobre	»	»	4	5	»	[illegible]	[illegible]	[illegible]	[illegible]	[illegible]	2	3	2	4	[illegible]	43
	Novembre	2	»	3	1	1	[illegible]	[illegible]	[illegible]	[illegible]	[illegible]	5	»	5	6	[illegible]	58
	Décembre	4	1	»	3	3	[illegible]	[illegible]	[illegible]	[illegible]	[illegible]	»	»	2	»	[illegible]	48
		9	11	16	18	24	23	48	40	30	58	46	51	52	52	37	477

A ajouter le nombre d'aliénés provenant de l'ancien hospice, transférés le 10 avril 1839 13

Total général 490

Les admissions se divisent ainsi :

Admissions premières . . . . 254 hommes. 188 femmes.
Réadmissions après rechute . . . . 36 id. 45 id. } 490
287 hommes. 203 femmes. }

Il est vrai que tous ceux qui ont essayé de se livrer à ces sortes d'appréciations préviennent qu'elles sont sujettes à beaucoup d'erreurs ; que les nombres comparés ne sont pas les mêmes ; que si la folie est si fréquente en Norwége, c'est que les statistiques de cette contrée comprennent les idiots et les crétins. — Disons déjà qu'à la Martinique il n'y a plus de crétins, et que les idiots sont rares, et ne font point partie de notre établissement.

On sait qu'il n'y a, à proprement parler, à la Martinique que deux saisons : la sèche et la pluvieuse ; de l'une à l'autre le thermomètre oscille entre 20 et 35 degrés centigrades. Les variations diurnes, si grandes qu'elles soient, ne vont jamais au delà de 4 à 5 degrés ; elles sont beaucoup moins marquées qu'en Europe. Les impressions de chaleur ou de fraîcheur qu'éprouve le corps humain dépendent de la direction et de la force du vent. Les vents du sud et d'ouest sont chauds ; les vents du nord et d'est sont frais. La saison chaude et pluvieuse dure de juin à novembre, et la fraîche de novembre en avril ; mais sous notre soleil, les corps s'échauffant facilement, il arrive que sous l'action des vents ils se refroidissent aussi promptement. Deux degrés de refroidissement ici agissent sur le corps autant, et plus peut-être, que dix en Europe, en ce qu'ils suppriment une transpiration plus abondante. C'est pourquoi les refroidissements sont ici plus redoutés qu'en Europe ; ils sont considérés comme la cause des maladies. L'usage de la flanelle y est plus répandu que dans les pays septentrionaux. Ce n'est donc point par les degrés du thermomètre qu'il faut juger de l'action sur l'économie animale des vicissitudes atmosphériques.

Dans notre statistique, décembre est le mois qui présente le plus d'admissions : c'est aussi un des mois qui donnent le plus d'autres maladies pour les indigènes. Le thermomètre est ordinairement à 22 ou 23, mais les vents d'est et du nord règnent. Les moindres mouvements poussent à la transpiration, et le vent par l'évaporation combat cette transpiration. Il en résulte une sensation de fraîcheur agréable, mais funeste à la santé.

Cependant, si l'on réunit en deux séries les mois chauds et les mois frais, on voit que la somme des entrées durant les mois frais est moins considérable que celle des mois chauds.

Ceci démontre encore que, sous certaines apparences de variété, la nature conserve l'uniformité de ses lois; ce qui produit cet admirable résultat caractéristique de ses œuvres : l'unité dans la variété. — Nous n'avons pas besoin d'avertir qu'ici comme ailleurs la date de l'entrée des malades n'est pas toujours celle de l'invasion de la maladie ; mais on peut admettre qu'elle répond à l'époque où les symptômes devenus plus violents ont mis les familles dans la nécessité de provoquer la séquestration des malades. Si l'on voulait raisonner sur ce point et se montrer bien rigoureux, il n'y aurait point possibilité de rien établir en statistique.

Admissions suivant les localités.

Le tableau ci-contre, présentant par localités le nombre d'aliénés, est encore plus vague que les autres.

Le chiffre des deux villes Saint-Pierre et Fort-de-France est disproportionné avec celui des autres localités. Fort-de-France l'emporterait même sur Saint-Pierre, eu égard à la population de cette dernière ville, qui est deux fois plus considérable.

Sans doute, ici comme ailleurs, la population des villes est plus exposée à l'aliénation mentale. Ce résultat peut paraître très normal, mais il faut être averti que beaucoup d'aliénés de la campagne, lorsqu'ils sont dangereux, étant envoyés préalablement à la geôle, lorsqu'on les transfère à la maison de santé de Saint-Pierre, il n'est tenu compte que de leur dernière provenance ; ce qui explique la prédominance du chiffre de Fort-de-France, qui est le chef-lieu où doivent se faire les démarches pour l'admission à la maison de Saint-Pierre. Si l'on ne tient pas compte d'une foule de ces petites circonstances qui expliquent les chiffres, les statistiques finiront par embrouiller la science plutôt qu'elles ne serviront à l'éclairer.

N° 5.

COMMUNES.	POPULATION.	NOMBRE D'ADMISSIONS Du 10 avril 1839 au 31 déc. 1833.		
		Hommes.	Femmes.	Total.
Fort de France.	13,130	61	42	103
Lamentin	11,459	8	9	17
Saint-Esprit.	5,204	4	5	9
Trou-au-Chat	3,010	3	4	4
François.	7,757	5	4	9
Rivière-Salée	2,571	2	3	5
Sud. . { Anses d'Arlets. .	2,174	2	2	4
Sud. . { Diamant.	1,628	»	»	»
Sainte-Luce	1,366	»	»	»
Trois-Ilets.	1,785	»	»	»
Marin	3,588	3	1	4
Vauclin.	4,993	3	3	6
Rivière-Pilote	4,979	1	»	1
Sainte-Anne.	2,574	1	»	1
Saint-Pierre.	19,162	67	63	130
Carbet.	4,206	3	4	7
Case-Pilote.	2,793	7	5	12
Prêcheur.	3,252	2	6	8
Basse-Pointe.	3,168	4	4	8
Macouba.	2,023	4	2	6
Lorrain. { Grand'Anse . .	5,071	4	3	7
Lorrain. { Marigot. . . .	1,363	4	»	4
Trinité.	5,874	8	7	15
Sainte-Marie.	5,245	4	8	12
Gros-Morne	5,571	2	»	2
Robert.	5,695	2	2	4
Totaux pour la Martinique.	129,641	201	174	375
Étrangers à la colonie { Militaires. . .		27	»	27
Étrangers à la colonie { Guadeloupe. .		19	13	32
Étrangers à la colonie { Cayenne . . .		4	»	4
Étrangers à la colonie { Trinidad . . .		»	1	1
		251	188	»
Total général				439

Nous avons mis en regard de chaque localité le chiffre de sa population ; nous devons encore avertir que ce chiffre, quoique officiel, n'est encore qu'une approximation. On n'a jamais pris la peine, à la Martinique, de faire un dénombrement bien exact : cette besogne a été toujours abandonnée à l'appréciation d'un employé du bureau de l'administration de l'intérieur.

Admissions suivant les races. — TABLEAU N° 2.

Ce tableau devait être le plus curieux et le plus original de notre travail ; mais pour cela il aurait fallu d'abord pouvoir faire figurer en face du chiffre des aliénés fournis par chaque race celui de la population de ces races distinctivement. Il aurait fallu aussi que ces races eussent été admises également dans l'établissement ; mais ces deux conditions, nous devons le dire, sont loin de pouvoir être remplies avec exactitude.

Voici, d'après les statistiques officielles publiées par l'administration, comment la population de la colonie était répartie suivant les races (année 1846).

	Population.	Aliénés admis de 1839 à 1853.
Blanche.	8,887	90
De couleur, libres.	35,706	176
Noirs, esclaves. { Créoles. . .	75,736	{ 146
{ Africains. .		{ 74

Si l'on s'arrêtait à la lettre de ces chiffres, sans autre explication, on se tromperait étrangement, et ce serait le cas de dire que l'exactitude de la statistique serait la cause des plus grossières erreurs. Il y a dans ces nombres, que nous présentons ici, une confusion qu'il faut éclaircir.

1° Le chiffre de 90 aliénés pendant les 15 ans écoulés, de 1839 à 1854, ne représente pas le chiffre des aliénés de la classe blanche. Si, d'une part, on peut admettre que, sous le régime de l'esclavage, les blancs étaient admis plus facilement à la maison des aliénés, à cause de la plus grande protection dont ils étaient l'objet; d'une autre part, il faut reconnaître que c'est dans cette classe qu'un plus grand nombre, à cause de la piété, de l'aisance et de l'amour-propre des familles, étaient conservés au sein de ces familles. Quelques-uns étaient envoyés en France.

2° Dans la catégorie dite de couleur, la désignation de *libres de couleur*, employée par l'administration, renferme tous les libres, noirs, mulâtres, capres, etc.

Dans la désignation de *couleur*, employée par nous pour les aliénés, il n'a été tenu compte que de la couleur, sans avoir égard à la condition de libre ou de non libre; ainsi cette catégorie d'aliénés contient des gens de couleur esclaves, et pas un seul noir libré.

On voit que notre chiffre d'aliénés de cette catégorie, dite de couleur, ne peut être comparé avec celui de la population de la même catégorie établie par le gouvernement; car l'une et l'autre série ne comprennent pas les mêmes unités.

La même observation est applicable aux noirs. Le recensement officiel du gouvernement ne parle que d'esclaves, parmi lesquels il y avait un assez grand nombre de nuances de diverses couleurs. Sous le mot *noirs*, nous n'avons compris que ceux qui étaient de cette couleur.

On voit, je le répète, qu'il n'est pas possible d'établir aucune comparaison proportionnelle entre les chiffres de la population, et le nombre des aliénés des diverses races qui se trouvent dans la colonie.

Cette recherche, déjà si difficile sous l'esclavage, est devenue impossible depuis l'émancipation : par des raisons politiques, on a été amené à faire tout au monde pour effacer les distinctions établies dans le passé, et à dérouter toutes les recherches qui pourraient être faites pour remonter à l'origine de chacun. Si cette confusion convient à la politique, on ne saurait imaginer rien de plus contraire à la science.

A défaut de données positives, nous proposerons encore à ceux qui voudront s'en contenter nos impressions personnelles, *de mémoire*, celles qui nous sont restées de notre expérience non chiffrées, et nous dirons qu'il ne nous semble pas que, toute proportion gardée, le nombre des fous dans la classe blanche ait été plus considérable que dans les autres ; que nous serions même disposés à la croire moindre, bien que dans cette classe l'intelligence soit beaucoup plus exercée que dans les autres, les passions plus variées ; en un mot quoique les causes, généralement réputées favorables au développement de la folie, dussent en apparence avoir plus d'action.

Il y a surtout une observation qui nous a frappés, et qui ressortira encore mieux dans le tableau des professions : c'est la rareté de la folie, je ne crains pas d'employer ce mot, parmi les Européens arrivant dans la colonie, et exposés aux déceptions, à l'isolement, à la nostalgie, qui produisent d'autres affections, mais rarement la folie, quoique ces causes paraissent devoir être très efficaces pour produire ce trouble de l'esprit. Ainsi, sur une garnison de 2,500 à 3,000 hommes changeant tous les trois ans, en quinze ans il n'y a eu que 27 fous. — Nous n'avons aucune observation arrêtée à propos des gens de couleur et des noirs créoles ; mais il nous a semblé que, vu le petit nombre des Africains existant dans la colonie (la traite est abolie depuis 1830), le nombre de leurs aliénés est considérable.

En conséquence de ces faits, le petit nombre de fous dans la classe blanche, et leur plus grand nombre parmi les Africains, nous croyons pouvoir conclure que l'exercice de l'intelligence, les travaux intellectuels ne doivent pas être regardés comme des causes prédisposantes à la folie, ainsi qu'on est porté à le croire, en s'en tenant au raisonnement (1).

(1) Il y a quelques années (dit M. Boudin, *Annales d'hygiène*, octobre 1853), on comptait dans la province du Maine (États-Unis d'Amérique), 1 fou sur 14 nègres.

N° 6. — *Admissions suivant l'état civil.*

Nombre d'aliénés
en 11 ans.

Population libre, y compris les fonction-
naires et la garnison.   47,255   167
Population esclave.   75,736   36

Il y aurait lieu d'être étonné de la supériorité du nombre d'aliénés de condition libre sur celui des esclaves ; cela tient à ce que la dépense pour le traitement de ces derniers étant à la charge des maîtres, une grande partie d'entre eux les gardaient sur leurs habitations.

Ce tableau ne doit être encore consulté qu'avec réserve ; car, à supposer les chiffres exacts, il faudrait prendre garde encore que tel a pu être porté en 1847 dans la classe libre, qui en 1846 était esclave. Ces changements survenant dans l'état social sont une difficulté de plus, dans les appréciations statistiques, pour étudier l'influence de cette cause sur la production de l'aliénation mentale.

Je dois dire qu'en 1848, après l'émancipation, si l'établissement de Saint-Pierre reçut un plus grand nombre d'aliénés, ce fut parce que les anciens maîtres ne purent conserver chez eux des aliénés qu'auparavant ils étaient obligés de garder, n'ayant pu les faire admettre dans l'établissement ; mais nous n'avons pas observé que ce grand événement ait eu aucune influence sur l'esprit des noirs. Aucun d'entre ceux qui ont été alors admis n'a présenté, dans son délire, quelque réminiscence de cette révolution si considérable survenue dans la race noire. Un seul mulâtre, qui avait joué un rôle dans nos troubles, ayant été fait conseiller municipal dans le quartier des Français, s'imaginait toujours qu'il était appelé à être un homme public : « M. Schœlcher me l'a promise, » vociférait-il sans cesse. — Qu'est-ce que M. Schœlcher vous a promis ? lui disait-on. Aussitôt il se mettait à vociférer encore : « La place !

la place! »—Quelle place voulez-vous? lui avons-nous demandé un jour. Celle de gouverneur? — « Oui, ça me va; j'aime la guerre, la bataille, » et aussitôt il agitait sa main comme si elle eût été armée d'un sabre. — Voulez-vous être trésorier? — « Oui, j'aurai de l'argent, argent! argent! » — Et procureur général? — « Non, je veux être geôlier. » La place! la place! la place! c'était son cri nuit et jour.

Deux ou trois hommes de couleur ont offert encore dans leur langage une teinte des événements du jour; mais en général nous avons été étonnés que ces événements aient eu si peu de retentissement dans l'intelligence des aliénés noirs.

Admissions suivant la position sociale.

419 indigents traités aux frais de la colonie; 20 pensionnaires traités aux frais de leur famille.

La famille n'existait dans la colonie que pour un petit nombre d'individus dans la classe privilégiée. On s'explique par là comment un si grand nombre d'aliénés ont dû être recueillis par l'assistance publique; ils étaient abandonnés, devenaient vagabonds, dangereux, et force était alors de les arrêter et de les conduire à la geôle, d'où on les transférait, après quelques jours, à la maison des aliénés.

Il n'a pas été possible par la même raison de faire aucune distinction relativement à l'état de mariage.

On sait que, sous l'esclavage, le concubinage, ou, quelque chose de pire encore, une sorte de promiscuité, régnait dans les rapports sexuels des noirs, ce qui, chez quelques-uns, ne diminuait point la jalousie conjugale, l'une des plus violentes passions du noir.

Il y en avait peu de mariés (1); nous n'avons donc jamais été à même de vérifier si l'état de marié, veuf ou célibataire, avait eu ici quelque influence sur la production de la folie.

(1) Le naturaliste Burdach considère la monogamie comme la loi de nature dans l'union des sexes.

N° 7. — *Professions des 139 aliénés entrés à la maison de santé de Saint-Pierre-Martinique, de 1839 à 1853 inclusivement.*

Hommes. — Professions.	Nombre.
Magistrats.	1
Avocats.	1
Hommes de lettres.	1
Employés d'administration publique.	3
Clercs d'avoués, commis de commerce, etc.	11
Propriétaires ruraux, géreurs et économes d'habitation	15
Commerçants, revendeurs, etc.	11
Instituteurs laïques.	2
Instituteurs religieux.	1
Étudiants.	5
Militaires, dont deux officiers.	27
Marins.	8
Cultivateurs	16
Menuisiers.	8
Maçons	9
Charpentiers.	13
Orfévres.	5
Forgerons et mécaniciens.	4
Ferblantiers.	1
Tailleurs d'habits.	9
Cordonniers	11
Calfats	1
Tonneliers.	5
Peintres en bâtiments	2
Voiliers	3
Boulangers	2
Bouchers	1
Pêcheurs	7
Cuisiniers	4
Domestiques.	7
Journaliers portefaix	11
Agents de police et garde-champêtre	2
Professions inconnues	9

251

Femmes. — Professions.	Nombre.
Institutrices laïques	2
Institutrices religieuses	2
Propriétaires	4
Cultivatrices	39
Couturières	31
Anciennes domestiques ayant quitté le service	6
Domestiques de maisons	21
Blanchisseuses	16
Fabricantes de cigares	17
Marchandes, revendeuses	18
Journalières portefaix	13
Professions inconnues	19
	188

Nous donnons encore ce tableau pour la forme, pour nous conformer à l'ordre des notices statistiques adopté par la plupart des autres établissements, qui toutes présentent un tableau des professions.

Pour indiquer avec quelque exactitude l'influence des professions sur l'aliénation mentale, il faudrait ici, comme partout, établir une proportion entre le chiffre des aliénés qu'elles fournissent et celui des personnes qui les exercent. Si ce travail de comparaison est partout difficile, on peut dire qu'il est impossible à la Martinique.

Nous ferons observer qu'à l'exception de certaines professions qui ont un caractère de fixité dans la classe populaire, les changements de métier sont ici très fréquents, les noirs passant de l'un à l'autre de la façon la plus disparate : tel était cordonnier aujourd'hui, qui demain se trouve charpentier ou domestique; il n'est pas rare de voir un perruquier hier, être demain maçon. Cela vient sans doute du régime de l'esclavage, qui ne permettait pas à l'esclave de suivre ses goûts, mais où il fallait qu'il fût prêt à obéir aux volontés de son maître. La classe des journaliers et des couturières est on ne peut plus vague et élastique.

Il en est de même des faiseuses de *bouts* ou cigares; il ne faudrait point arguer de leur nombre pour présumer de l'effet du tabac sur l'aliénation mentale; cette occupation banale ici est prise par beaucoup de femmes momentanément, lorsqu'elles ne peuvent trouver une autre place.

Si l'on voulait partager les professions suivant le plus ou moins d'exercice qu'elles exigent des facultés intellectuelles, on verrait que celles qui exigent des lettres, une instruction pour ainsi dire de cabinet, sont ici dans une minime proportion comparativement à celles qui développent les forces musculaires. Si la folie pouvait être observée chez les peuples sauvages ou chez les peuples à peine civilisés avec la même exactitude qu'elle l'est chez les grandes nations européennes, rien ne disculperait plus la civilisation du reproche que lui font quelques-uns de contribuer à produire l'aliénation mentale. Aux charges si spécieuses que l'induction peut élever contre la civilisation, et contre la dévorante activité qui surmène les facultés cérébrales et excite la manie, on opposerait les résultats de l'expérience montrant la torpeur de l'intelligence par défaut de culture, les excès sensuels, l'ivrognerie surtout, l'épuisement des forces corporelles, l'action de certaines causes physiques, l'insolation et les brusques transitions de la température, l'oisiveté et le manque de toute noble stimulation, comme étant les causes les plus prédisposantes de la démence. Pour n'avoir pas souvent le même objet, la convoitise est aussi violente chez le sauvage que chez l'homme civilisé : tel se tracasse plus pour un écu que tel autre pour un million. Nous ne savons pas comment sont faites en Chine ou en Turquie les statistiques de l'aliénation mentale, et si les aliénés y sont en petit nombre, comme on l'a dit; mais nous savons, en somme, que chez le nègre, dans son état de demi-civilisation, la folie n'est pas rare. C'est là notre impression finale.

N° 8. — *Causes de la folie d'une partie des aliénés entrés à la maison de santé de Saint-Pierre, de 1839 à 1853.*

CAUSES.	HOMMES.	FEMMES.
Hérédité.	13	11
Épilepsie	4	»
Désordres menstruels	»	9
Suites de couches	»	3
Insolation	6	11
Progrès de l'âge.	5	18
Coups ou chutes sur la tête.	1	1
Syphilis, remèdes violents employés dans le traitement	3	1
Vers intestinaux.	1	»
Apoplexie	1	»
Ivrognerie.	28	18
Excès de travail de corps et d'esprit.	2	»
Onanisme, excès de plaisirs vénériens	17	25
Religion, crainte de la damnation, fanatisme.	3	12
Chagrins domestiques, remords, etc.	2	1
Amour contrarié	2	5
Événements politiques	1	»
Frayeur.	2	6
Jalousie.	3	6
Colère	»	1
Misère, revers de fortune	2	»
Ambition trompée, désirs de richesses, de grandeurs.	25	9
Causes restées inconnues dans les deux sexes.	130	51
Totaux.	251	188

Tous les médecins attachés aux établissements d'aliénés reconnaissent combien sont grandes les difficultés de se procurer, sur les causes qui ont déterminé la folie, des renseignements de quelque exactitude. On comprendra combien ces difficultés devaient augmenter encore dans une société comme la nôtre, où la plupart des malades nous arrivent d'office, sans parents, sans aucun renseignement de l'administration, beaucoup moins soucieuse ici de pareils détails que dans les sociétés perfectionnées de l'Europe ; aussi avons-nous été souvent obligés de renoncer aux recherches de ce genre, et le chiffre assigné aux causes inconnues est-il considérable. Nous ne voudrions pas même répondre de celui des causes *spécifiées*, car les enquêtes sur ce point n'ont pas toujours été faites par nous ; et il est à craindre qu'ici, comme dans beaucoup d'autres statistiques, on ait confondu avec la cause de la folie ce qui n'en était souvent qu'une première manifestation. On sait combien il est rare de pouvoir saisir dès le début les premiers symptômes qui révèlent l'aliénation mentale.

D... est d'une constitution robuste, d'une famille considérée. Il a reçu à Paris une éducation religieuse, dans une institution demi-ecclésiastique. A son retour dans les colonies, il a montré peu de penchant pour le travail, beaucoup de goût pour la toilette. Il a eu quelques légers désordres de conduite. Les troubles des colonies, en 1848, l'ayant obligé de s'expatrier aux États-Unis avec sa famille, ils n'ont pas réussi dans ce pays, et sont revenus à la Martinique. D..., admis dans une maison alliée à sa famille, s'amourache d'une jeune fille de quatorze ans, et, sur le refus que fait son père de la lui accorder, quelques jours après il cherche querelle à celui-ci et le frappe. Consultés par la famille de D..., nous déclarons que ce jeune homme va devenir fou, et que l'action qu'il vient de commettre est un commencement de la maladie. Il se livra, en effet, bientôt à d'autres extravagances qui obligèrent de le renfermer. On se rappela alors que, depuis son retour, il avait beaucoup maigri, qu'il était devenu triste, et paraissait souvent plongé dans ses réflexions.

Dira-t-on que la cause de cette folie fut un *amour contrarié*? N'est-il pas plus rationnel de penser que cet amour pour une jeune fille de quatorze ans, qu'il savait ne pouvoir pas lui être accordée, fut un effet de la mauvaise disposition où se trouvait D...? Un jeune homme de son éducation et de sa position, s'il n'eût pas été malade, aurait trouvé ridicule un pareil sentiment, et aurait eu la force de le réprimer.

Entre les causes prédisposantes de la folie, il en est une dont la désespérante influence déjà bien constatée ressort encore plus ici que partout ailleurs : c'est l'hérédité. Nous avons pu la constater vingt-quatre fois, mais nous avons la conviction qu'elle l'aurait été bien plus souvent encore, si nous avions pu nous livrer aux recherches nécessaires pour remonter à cette cause ; mais comment sur ce point obtenir quelques renseignements d'un Africain ? Si, dans les sociétés compliquées, l'action de l'hérédité se confond avec celles de beaucoup d'autres causes, on peut dire que cette influence plus dégagée, plus distincte dans la nôtre, peut être suivie plus à la trace ; car sans cette prédisposition, la folie chez quelques noirs ne pourrait être rapportée à aucune autre cause.

Esquirol regardait la folie comme plus transmissible par la mère que par le père.

Il nous a semblé que l'hérédité directe et la transmission des père et mère à l'enfant était plus fréquente que l'hérédité collatérale ou la consanguinité, ce qui est l'inverse pour certaines autres maladies. (Voir notre *Mémoire sur la phthisie.*)

On trouve plus de fous qui ont eu leur père et mère fous que leurs frères, sœurs ou cousins.

N'est-ce pas une des grandes misères de notre nature que la folie soit transmissible si souvent du père à l'enfant, tandis que le génie l'est si rarement, et que notre puissance d'imitation se porte plus sur les vices que sur les vertus des familles ?

L'abus des boissons alcooliques est aussi une cause qui doit figurer en première ligne. Chez le noir, on peut dire qu'elle produit les quatre cinquièmes de la folie ; ce n'est point par des excès isolés à la suite d'*orgies,* mais par un usage continu et journalier, à petites doses, mais répétées, qu'agit cette cause. Le nègre boit incessamment, comme chez les peuples civilisés on prend du tabac : les buveurs ne se refusent pas plus un coup de tafia que les priseurs ne se refusent une prise. C'est la principale cause, non-seulement de la folie du noir, mais de presque toutes ses autres maladies. La folie des ivrognes offre un caractère particulier : elle guérit surtout plus facilement que les autres manies ; très rarement elle se prolonge sous la forme chronique, mais, comme sa cause, elle est sujette à récidives. Le tafia ou esprit de rhum est distillé dans des alambics de cuivre; ces instruments sont très rarement nettoyés, et presque tous tapissés par une triple couche de sels de cuivre (acétate et sulfate). Une partie de ces sels sont dissous par le tafia, avec lequel ils sont en contact. Nous avons vu des échantillons de tafia qui en conservaient un reflet verdâtre. Jusqu'à quel point cette addition de sels de cuivre peut-elle ajouter à la nocuité du tafia? C'est ce qu'il serait curieux de rechercher. Il est certain que les vieux buveurs de tafia, outre l'anasarque et l'état d'hébétude caractéristique qu'ils présentent, offrent dans le tissu de leur peau une coloration verte très remarquable : cette coloration est plus sensible encore chez les blancs et chez les mulâtres. L'ivresse du tafia est lourde, généralement triste, querelleuse, insolente et méchante. Le tremblement est moins fréquent que le délire, qui souvent existe seul. On rencontre rarement des noirs chantant, et livrés à la vive gaieté qui anime les barrières de Paris. Nous ne croyons pas exagérer en estimant que le tafia cause les trois quarts de la mortalité des noirs : l'établissement d'une société de tempérance serait un des plus grands bienfaits dont ce pays pourrait être doté.

Nous ne poursuivrons pas l'examen des autres causes qui ont pu être assignées au développement de la folie. C'est un genre de recherche et d'application si difficile, qu'il faut le confier à ceux qui font de l'aliénation mentale une occupation spéciale, et qui peuvent s'y livrer avec toute la critique désirable.

Nous dirons seulement qu'au nombre des maladies à la suite desquelles nous avons vu le délire succéder et durer quelque temps, il faut mettre la *fièvre jaune* et les *fièvres graves* particulières à nos climats. Cinq ou six fois en vingt ans nous avons observé des faits semblables ; mais après un mois ou six semaines les malades ont toujours guéri (1).

(1) Lorsque l'on essaie de se livrer à une approximation de la quantité d'alcool absorbée dans ce pays, l'imagination en est effrayée. On admet comme moyenne de la production du sucre à la Martinique 50,000 barriques. C'est aussi un résultat admis par l'expérience, que chaque barrique de sucre donne 35 gallons de sirop, et que généralement on retire un gallon de tafia d'un gallon de sirop. On peut donc établir que le tafia produit 1,750,000 gallons, ou environ 7 millions de litres, dont il n'est expédié en France que 600,000 à 700,000 litres (voir le tableau du commerce dans les *Statistiques coloniales*). Admettez que sur ces 6 millions de litres de tafia, qui resteraient, d'après ce calcul, 3 millions soient consommés en sirop ou perdus, il restera donc à la consommation locale 3 millions de litres. Ajoutez à cette quantité près de 4 millions de litres de vins divers et 200,000 litres d'eaux-de-vie de vin, de graines, genièvre et autres apportés de France, et vous aurez la consommation énorme de spiritueux faite par ce pays. En évaluant à 50,000 la population adulte en état de boire des spiritueux, vous avez pour chaque individu 60 litres de tafia et 80 litres de vin ; songez qu'il y en a dans ce nombre qui boivent la part de cinq ou six au moins.

SECONDE PARTIE.

Des symptômes et des classifications de la folie.

Ce n'est pas sans dessein que nous avons considéré d'abord la folie dans son expression la plus générale sans aucune distinction, employant ce mot comme l'emploient les gens du monde, c'est-à-dire embrassant tous les troubles de l'intelligence. C'est la folie ainsi entendue dont nous avons examiné les différentes causes et donné le chiffre statistique. Nous avons pensé qu'en nous en tenant à ce point de vue général, dans cette position compréhensive, nous éviterions les causes d'erreur, et qu'ainsi nous atteindrions suffisamment le but principal de ce travail, qui est de donner une idée de l'aliénation mentale à la Martinique. Nous avouons que cette confusion des différentes variétés de la folie retire à ce travail la plus grande partie de l'intérêt scientifique que présentent les travaux de ce genre, mais nous espérons qu'on nous tiendra compte de notre position.

Quant aux détails de classifications, nous avouons que nous n'oserions nous y engager.

1° Parce que l'établissement d'une maison d'aliénés à la Martinique étant nouveau et restreint, ceux de nos confrères qui en furent chargés, ne s'en occupèrent qu'accessoirement, et n'ont pu laisser que des renseignements très inexacts.

2• Parce que nous-mêmes, lorsque nous fûmes chargés de ce service, il nous fallut un certain tâtonnement dans l'application d'une classification quelconque, ce qui exclut toute espèce de précision. Il nous aurait fallu mettre de côté au moins une année d'observation.

3• Enfin parce que les classifications de la folie sont encore si indécises, si confuses, que chaque auteur qui s'en sert n'hésite pas à y introduire quelque changement.

Voici celle à laquelle nous nous sommes présentement arrêtés :

Manie géné-
rale.
- aiguë. . .
- chronique.
  - continue. .
  - rémittente
  - intermitt.
    - avec délire. .
    - sans délire. .
    - avec halluci-
nation. . .
      - raisonnante.
      - querelleuse.
      - ambitieuse.
      - religieuse.
      - mélancolique.
      - érotomanie.
      - hypochondrie.

Monomanie . Mêmes divisions.

Démence . .
- aiguë . . . . .
- chronique . . .
- avec paralysie. .

Mêmes divisions que la manie, mais beaucoup moins prononcées.

Épilepsie.
Idiotisme.

On voit qu'à la Martinique la folie revêt les mêmes formes qu'en Europe.

La manie générale a été, sans contredit, la forme la plus fréquente : c'est aussi celle qui nous a donné le plus de guérisons.

La manie ambitieuse, qui rêve une position plus élevée que celle que la Providence nous a donnée, est une des espèces qui a été le plus souvent observée. Le pauvre noir esclave imagine des grandeurs suivant ses idées : il croit qu'il est riche et qu'il commande, qu'il porte des épaulettes de gouverneur. Nous avons aussi dans nos cours des rois et des princes, des fils de Dieu, des cousines de la Vierge. Une négresse se donnait pour la nourrice de Napoléon II et portait en signe de cet honneur un morceau de chiffon rouge attaché à sa chemise. Faut-il invoquer encore cette triste conformité de la folie comme une preuve de plus que, sous l'un et l'autre épiderme, c'est le même sang, c'est la même humanité qui coule ?

La manie religieuse, l'hypochondrie, ne sont pas rares.

Les hallucinations, particulièrement de la vue et de l'ouïe, sont un phénomène très fréquent dans le délire des noirs. Il semble que ce trouble des sens ressorte davantage dans une folie plus matérielle, où l'intelligence est moins en jeu et en quelque sorte isolée. Nous n'avons observé que deux fois des hallucinations du goût : une négresse s'imaginait que l'eau qu'elle buvait était noire et avait mauvais goût ; un mulâtre s'imaginait que l'on saupoudrait de matières fécales tous les aliments qu'on lui présentait. Pas une seule fois, nous n'avons vu des hallucinations de l'odorat ; deux fois des hallucinations que nous nommerons utérines : une jeune fille blanche se plaignait souvent que des hommes la visitaient la nuit et qu'elle sentait l'introduction de gros membres virils qui lui faisaient mal. Y a-t-il rien, en effet, qui présente plus le caractère de l'hallucination que les rêves amoureux ? Cependant, nous ne saurions dire que l'érotomanie soit ici fréquente, ce que nous attribuons à la facilité des rapports sexuels.

La monomanie chez le noir est rare ; à peine l'avons-nous observée une seule fois bien distinctement. L'un d'entre nous, M. de Luppé, qui a été interne à la maison des aliénés d'Avignon, a été frappé de cette disproportion.

Il en est de même de la manie raisonnante ; il est difficile de la constater chez le nègre. A sa place, nous avons observé, chez les négresses surtout, une forme que nous appelons la *forme querelleuse*. Ordinairement, celle qui est tourmentée par cette forme de la folie, est en butte à des hallucinations de la vue ou de l'ouïe ; elle croit voir ou entendre une personne qui l'injurie, et elle répond mot pour mot aux injures imaginaires. Cette sorte de querelle en l'air dure des jours et des nuits ; on voit la malheureuse en proie à ces hallucinations, regardant fixement devant elle, parlant et vociférant jusqu'à extinction.

En général, cependant, la folie du noir est moins bruyante, moins difficile à contenir que celle du blanc ou de l'homme de couleur. Nous ne savons si c'est par suite de l'habitude de l'obéissance contractée durant l'esclavage, mais le noir fou résiste moins aux moyens de répression. Le tableau que fait M. Esquirol d'une maison de fous en Europe, est loin d'offrir la même vivacité aux colonies : la folie du noir est plus taciturne, moins bruyante ; le plus grand nombre se promènent des journées entières, sans dire un mot, la tête basse et le regard de travers; beaucoup aiment à être nus, et se couchent au soleil à ses heures les plus brûlantes. On n'en voit guère qui viennent lier conversation d'eux-mêmes et qui poursuivent les visiteurs de leur importunité. On leur arrache, en général, difficilement des paroles (ce qui rend leur observation pénible), même dans les jours d'excitation. Quelques heures de fauteuil de force suffisent pour dompter les plus indociles. Les coups et les violences entre eux, sans être rares, ne sont pas cependant très fréquents. Cette soumission est-elle le résultat de l'excitabilité cérébrale naturellement moindre chez le nègre, ou bien une continuation de l'intimidation nécessitée par l'esclavage? Toujours est-il que cela contraste beaucoup avec la turbulence du blanc et de l'homme de couleur, dont la folie se rapproche beaucoup plus de la folie des Européens. Mêlés aux noirs, dans les cours, ils s'en distinguent par leur loquacité; ils sont volontaires, insoumis, fanfarons. C'est chez eux qu'on observe en relief l'exagération du caractère créole; ils parlent duels, batailles, richesses. C'est parmi les mulâtres que l'on trouve des orateurs politiques : ce sont eux qui se plaignent de persécutions, de machinations, qui ont des ennemis, qui invoquent la *fraternité*, l'*égalité*, font des menaces et prétendent aux places. Il n'est pas rare qu'on soit obligé de retenir au fauteuil de force un blanc ou un mulâtre durant des mois entiers : rarement nous y avons vu un noir pendant plus d'une semaine. Au contraire, la division où se trouvent des femmes noires est plus bruyante que celle que l'on réserve aux femmes blanches ou de couleur, ce qui indiquerait l'influence des habitudes sociales sur les formes de la folie. C'est parmi les négresses que l'on trouve surtout la forme querelleuse; c'est pour ainsi dire un feu roulant de propos incohérents, d'attaques et de ripostes jetées au vent; on dirait quelquefois un marché public, un jour d'émeute, en pleine effervescence.

La démence, au premier abord, semblerait plus fréquente que la manie chez le noir ; beaucoup, en effet, ne répondent à nos questions que par un sourd grognement, et semblent craindre notre approche ; ils sont tranquilles en apparence, parlent souvent seuls ; mais nous apprenons que, dans la nuit, ils frappent, crient, et sont plus agités que durant le jour. Il y a surtout des temps où cette agitation redouble, ce qui donne à leur folie un caractère d'intermittence très remarquable. On conçoit chez des hommes dont l'intelligence est si peu développée, et qui sont habitués à l'obéissance, combien l'observation doit être difficile, combien il doit être embarrassant, dans beaucoup de cas, de distinguer si l'état d'hébétude, l'indifférence complète du présent et de l'avenir, sans idées, sans désirs, sans besoins, que présente un noir, est un état naturel ou un état de démence. L'un de nous, qui est médecin des prisons, avoue que souvent, après des mois entiers d'observation, il ne peut résoudre les questions qui lui sont posées par l'autorité judiciaire.

L'épilepsie n'est portée que pour quatre fois dans le tableau des causes. D'après notre observation, et d'après celles de nos confrères, auprès de qui nous avons pris des renseignements, cette maladie ne serait point commune chez les différentes races d'hommes qui habitent les colonies. Dans une observation de vingt ans, à peine en avons-nous rencontré sept ou huit cas dans la pratique civile.

Nous avons dit que l'établissement n'a point reçu d'idiots de naissance ; mais ce qu'il y a eu surtout de remarquable dans notre établissement, c'est la rareté de la paralysie partielle ou générale. A peine, en quatre ans, en avons-nous observé deux ou trois cas douteux, et le directeur de l'établissement, dont le témoignage peut faire autorité, nous assure que, depuis quinze ans qu'existe cet établissement, il n'a pas eu occasion d'observer une seule fois la paralysie des aliénés, telle qu'elle est décrite dans les écrits sur l'aliénation mentale. La rareté, ici, de cette complication, si souvent observée en Europe, serait-elle le résultat du climat ou une simple coïncidence? C'est ce qu'il est curieux de signaler à l'observation ultérieure.

La monomanie suicide n'a pas été commune; nous n'en avons connu que deux cas : le premier est un mulâtre qui, après avoir inutilement tenté de se couper la gorge, quelques années après, dans l'établissement même, voulut s'empaler en introduisant par l'anus un morceau de bâton pointu. Le second est M. J. de M..., qui s'était tiré un coup de fusil par lequel il n'avait été que défiguré. Six ans après, il se tua à Paris d'un coup de pistolet. En général, le suicide est rare à la Martinique : dans vingt ans d'observation, nous n'avons entendu parler que de cinq ou six cas. Depuis que la traite est abolie, il n'y a plus de ces suicides *nostalgiques* dont on trouve des récits dans les anciennes relations de voyage, et auxquels se livraient les Africains arrachés à leur pays, dans la pensée d'y retourner après leur mort. Aujourd'hui que des expéditions semblables sont reprises avec des *coolies*, nous avons ouï parler de deux suicides accomplis par ces malheureux depuis leur arrivée.

N° 9. — *Décès à la maison de santé de Saint-Pierre-Martinique, de 1839 à 1853 inclusivement.*

ANNÉES.	EFFECTIF des aliénés pendant chaque année.	NOMBRE DE DÉCÈS EN :												TOTAL par sexe.		TOTAL général par année.
		Janvier.	Février.	Mars.	Avril.	Mai.	Juin.	Juillet.	Août.	Sept.	Octob.	Nov.	Décemb.	Homm.	Femm.	
1839..	22	»	»	»	»	»	»	»	»	»	»	»	»	»	»	»
1840..	31	»	»	»	»	»	»	»	»	»	»	»	»	»	»	»
1841..	35	1	2	»	»	1	1	»	»	»	»	»	1	1	5	6
1842..	47	»	1	2	2	»	1	»	1	1	»	1	2	4	7	11
1843..	56	»	»	»	»	1	»	»	1	1	1	1	1	5	1	6
1844..	68	1	1	1	1	»	2	»	»	»	1	4	2	5	8	13
1845..	92	1	1	2	1	2	1	»	4	1	2	»	2	12	5	17
1846..	99	3	1	3	»	»	1	1	1	1	2	»	1	8	5	13
1847..	91	1	»	2	2	1	2	2	1	3	»	1	»	10	5	15
1848..	119	1	»	1	1	2	2	1	1	1	1	2	2	9	6	15
1849..	135	3	4	»	3	3	2	»	1	2	4	»	1	10	13	23
1850..	119	3	1	2	»	»	2	1	1	2	4	3	1	11	9	20
1851..	106	»	1	»	»	»	»	3	4	2	»	»	»	3	7	10
1852..	122	2	1	1	1	4	1	»	2	2	3	2	4	13	10	23
1853..	114	2	1	1	»	1	1	2	2	2	1	1	3	12	5	17
Totaux....		18	17	15	11	15	16	9	16	17	20	16	20	103	86	

Total des décès de 1839 à 1853 inclusivement. 489

Durée du séjour à l'établissement des aliénés qui y sont décédés.

	Hommes.	Femmes.
Décédés avant six mois de séjour à l'établissement.	46	31
Séjour de six mois à un an	19	10
Id. de un an à deux ans.	10	14
Id. de deux à trois ans.	9	12
Id. de trois à quatre ans	6	6
Id. de quatre à cinq ans	5	7
Id. de cinq à six ans.	1	2
Id. de six à sept ans.	1	2
Id. de sept à huit ans.	4	»
Id. de huit à neuf ans	1	»
Id. de neuf à dix ans	»	1
Id. de dix à onze ans	»	1
Id. de onze à douze ans	1	»
Id. de douze à treize ans.	»	1
	103	86
	189	

N° 9. — *Des terminaisons de la folie. — Mortalité.*

Il y a eu, en quinze ans, sur 439 malades admis à la maison des aliénés de Saint-Pierre, 189 morts, c'est-à-dire 1 mort sur 2 1/4 des admissions.

Si l'on compare cette mortalité avec celle de quelques autres établissements de l'Europe, on la trouvera des plus considérables.

Esquirol (Charenton)	1 sur 2,9
Desportes (Bicêtre) de 1825 à 1828. . .	1 sur 6,51
de 1831 à 1833. . .	1 sur 6,81
de 1828 à 1830. . .	1 sur 7
Bonacossa	1 sur 3 1/2
Bouchet (Loire-Inférieure).	1 sur 10,25
Bertolini.	1 sur 11
Rech (Montpellier)	1 sur 12
Bouttevillo (Rouen).	1 sur 12 1/10
Vastel (Nantes)	1 sur 13,1
A Gand.	310 sur 1000
A Ghell, Tournay, Louvain, Anvers, Termonde et Bruges	405 sur 1000
A Amsterdam	485 sur 1000

La mortalité de notre établissement serait donc en première ligne.

Mais il faut être averti que beaucoup de nos aliénés étaient des noirs esclaves ou des affranchis sans famille, qui, lorsqu'ils arrivaient à la maison de Saint-Pierre, étaient déjà exténués par la longueur de leur affection, par les mauvais traitements auxquels ils avaient été en butte, et qui souvent avaient un commencement de diarrhée ou de toute autre maladie qui les emportait.

Car, bien que ce chapitre soit intitulé *mortalité de la folie*, il est bien entendu que ce n'est pas des seuls malades ayant succombé aux progrès de la folie qu'il est question. Ce mot comprend tous ceux qui ont succombé aux maladies quelconques survenues chez des fous. Ici, comme partout ailleurs, les suites de la folie sont rarement mortelles par elles-mêmes; mais les fous, tout comme les autres hommes, et même plus que les autres hommes, à cause de la difficulté de leur faire observer les lois de l'hygiène, sont sujets à des maladies intercurrentes, qui sont cause de leur mort.

Ici :

> Les diarrhées sont pour les trois quarts dans cette mortalité.
> La pneumonie est très rare.
> Il y a eu quelques cas de phthisie.
> Quelques cas de chlorose.
> Cinq ou six fièvres graves.
> Deux cas de phlegmon survenus à la suite de morsures.
> Un cas de hernie étranglée. — Opérée.
> Un cas d'étranglement interne par suite de la présence d'un polype dans l'intestin grêle.
> Quelques cas de mort subite.

Presque toutes les épidémies qui ont régné dans la ville, dysentérie, diarrhée, grippe, fièvre grave, fièvre jaune, variole, se sont étendues aussi à la maison de Saint-Pierre. En 1852, au moment où la fièvre jaune sévissait dans la ville, un militaire fou en fut frappé à la maison de Saint-Pierre, quoiqu'il y fût depuis plusieurs semaines sans communication au dehors ; il mourut en quarante-huit heures.

Nous rappelons que la démence paralytique est rare et ne compte presque pas dans notre mortalité.

La mortalité générale des indigènes dans l'île est estimée à 1 sur 35.

La mortalité des Européens de la garnison, 1 sur 10.

Voici le mouvement de l'hôpital civil ouvert le 10 avril 1851 :

	ADMISSIONS.	MORTS.	RESTANT au 1er janvier.	MOYENNE.
Du 10 avril 1831 au 1er janvier 1832.	273	44	»	1 sur 6 1/3
Pendant l'année 1832.	431	79	42	1 sur 62/79
Pendant l'année 1833.. {indigents 437} {pensionn. 13} {prisonn. . 47}	517	91	39	1 s. 10 1/10
Du 1er janvier au 5 juin 1834. . . . . {indigents 179} {pensionn. 36} {prisonn. . 14}	229	37	{indigents. 46} {pensionn. 5} {Prisonn.. 5} ____ 56	1 sur 7 1/2

On voit que la mortalité des fous l'emporte même sur celle des malades de l'hôpital civil, des malades ordinaires ; nous en avons dit la raison.

Il faut ajouter que les *déments* forment un fond de mortalité assurée et ne donnent lieu à aucun mouvement ; ils augmentent d'une manière fâcheuse les chances de la mortalité, sans concourir en rien aux chances de la guérison.

La diarrhée, à laquelle succombent la plupart de nos malades, est une diarrhée colliquative atonique qu'il est bien difficile d'arrêter lorsqu'elle est une fois commencée, à cause de l'impossibilité de faire observer aux malades les lois de l'hygiène. Leur gloutonnerie fait aliment de tout, et ils bravent toutes les intempéries et toutes les variations atmosphériques.

On sait d'ailleurs que la diarrhée est endémique à Saint-Pierre, et que c'est, sans contredit, dans la mortalité générale, la maladie qui donne le plus gros chiffre. Quant aux malades qui peuvent être considérés comme ayant succombé aux progrès directs de la folie, à ses lésions propres, ou bien à l'intensité de ses accès, ils sont en bien petit nombre : à peine en pourrions-nous compter deux ou trois dans nos quatre années d'exercice.

Anatomie pathologique.

Nous aurions été bien désireux de pouvoir donner quelques résultats d'anatomie pathologique, ayant eu soixante-dix morts dans nos quatre années d'exercice. Nous aurions voulu pouvoir placer notre mot dans cette grande question des lésions propres à la folie, question encore aujourd'hui pendante avec autant d'incertitude qu'aux premiers jours où elle a été soulevée. Nous avouons qu'ayant lu la plupart des écrits publiés sur ce point, nous ne sommes pas satisfaits. Il nous semble que l'anatomie pathologique n'a pas été consultée avec assez de suite ni assez d'exactitude pour pouvoir rien décider.

Pour établir les cas où il existe des lésions anatomiques appréciables dans la folie, et ceux où il n'en existe pas, il faudrait avoir pratiqué, durant une assez longue série d'années, l'ouverture des corps indistinctement, et sans en omettre un seul, de tous ceux qui ont succombé durant ce temps à la folie dans un même établissement.

Il faudrait que les symptômes durant la vie, soit de la folie, soit des maladies incidentes, auxquelles les fous succombent, eussent été scrupuleusement notés, afin que leur rapprochement avec les lésions de ces diverses affections pût être possible.

Il faudrait que les autopsies fussent faites par des médecins habitués à ce genre de recherches, afin qu'ils pussent bien apprécier les variations de couleur ou de consistance si difficiles à apprécier, lorsqu'on n'en a pas une longue habitude. Il faudrait pouvoir consacrer à ces travaux le temps nécessaire, n'être jamais pressé, ne pas se contenter, comme on le fait ordinairement, de tourner et retourner le cerveau, d'ouvrir les ventricules, de pratiquer dans la masse cérébrale, au hasard, quelques coupes irrégulières, et de noter seulement les altérations qui sautent à l'œil. Il faudrait peser le cerveau et ses diverses parties, mesurer tout ce qui peut être mesuré, dépouiller soigneusement la masse cérébrale de ses méninges, examiner les unes et les autres, considérer toutes les parties une à une, pratiquer des coupes suivant la direction et l'entre-croisement des fibres, faire enfin l'anatomie de chaque cerveau d'aliéné, comme le faisaient Gall et Spurzheim ; alors seulement on saura la valeur de ces lésions indiquées par ces divers auteurs : Injection de la pie-mère, taches purulentes, sécheresse de l'arachnoïde, sérosité gélatiniforme sous-arachnoïdienne, circonvolutions turgescentes, injection de la substance corticale, injection de la substance médullaire, ramollissement, ventricules dilatés par de la sérosité limpide, granulation de leur membrane interne, sérosité trouble, sérosité purulente sous l'arachnoïde du cervelet, sérosité à la base, méningite et autres locutions pour désigner les lésions anatomiques considérées comme propres à la folie. Les lésions propres à la folie ne sont pas inconnues ; c'est leur valeur de fréquence et d'étendue qui n'est pas fixée. Il ne suffit pas de rapporter quelques observations avec ou sans lésions, les faits individuels ne signifient rien ; ce sont des travaux d'ensemble dont on a besoin : rapporter quelques observations plus ou moins singulières, plus ou moins anormales, c'est favoriser l'erreur en laissant croire que la folie doit toujours dépendre de faits curieux semblables.

Il faudrait aussi noter avec soin toutes les lésions des maladies incidentes auxquelles les fous auraient succombé.

Nous pensons que de pareils travaux ne peuvent être bien accomplis que par les médecins attachés et consacrés spécialement à l'étude de l'aliénation mentale. Eux seuls ont tout leur temps à eux ; n'ayant pu remplir ces conditions nous avons mieux aimé mettre de côté quelques observations et quelques autopsies faites par nous, parce qu'étant isolées et individuelles elles ne peuvent mener à aucune conclusion d'ensemble, et ne feraient encore qu'embarrasser la science.

En un mot, le rapport des lésions anatomiques de la folie avec les symptômes observés pendant la vie ne nous paraît devoir être bien fixé que lorsqu'il se trouvera un de ces médecins assez laborieux pour faire pour la folie ce que M. Louis a fait pour l'affection typhoïde : alors le cahos de l'aliénation mentale comme celui de la fièvre pourra être éclairci.

La conclusion à laquelle aujourd'hui la plupart des praticiens paraissent s'arrêter, à savoir d'une part : *que l'autopsie ne faisant pas bien souvent découvrir la plus petite trace d'altérations matérielles, et que de l'autre : les lésions cérébrales observées chez les aliénés se rencontrant fréquemment chez des sujets qui n'ont jamais présenté le moindre signe de folie, il faut penser que la folie tient à des causes que la science n'a pu jusqu'ici parvenir à constater :* cette conclusion ne nous paraît qu'une fin de *non-recevoir* pour se dispenser de toute recherche ultérieure, parce que les recherches d'anatomie pathologique sont pénibles et répugnent à beaucoup. Cette conclusion, par conséquent, est funeste à la science.

La folie ou plutôt les folies ne sont pas des maladies spécifiques, ce sont des troubles de l'organisation qui surviennent sous l'impulsion de bien des causes diverses. Nous sommes de l'avis de Georget, ces causent doivent être souvent légères, si l'on tient compte des phénomènes de la congestion et de l'irritation qui en est la suite. Les effets de ces causes peuvent ne consister qu'en quelques légers changements dans la coloration, la consistance, ou dans les rapports des différentes parties de l'organe cérébral. Qui ne sait qu'un grain de sable peut empêcher la vision ? Qui ne sait que quelques gouttes de sang épanchées dans le cerveau, une simple commotion de sa substance, peut produire les plus graves accidents? Quelles sont les modifications cérébrales dans l'état de sommeil, dans les rêves, dans l'ébriété et même dans l'enfance qui offrent tant d'analogie avec la folie? Il ne faut donc pas peut-être des désordres extrêmes pour expliquer l'aliénation mentale.

Quant à pénétrer dans l'intimité des tissus et à y suivre l'action mécanique ou chimique des différentes causes, cela n'est pas plus possible pour le cerveau que pour les poumons, le foie, ou les autres organes. — C'est là que s'arrête la science de l'homme; et à moins que les découvertes à venir n'arment nos sens ou notre intelligence de quelque moyen nouveau qui étende le champ de leur action, l'intimité des tissus où s'accomplit le mystère de la vie, nous sera toujours impénétrable. L'œil nu de l'homme s'arrêtera toujours aux surfaces : c'est là son *nec plus ultrà*.

Nous ne pensons pas qu'il existe à cette heure aucun médecin qui considère la folie comme une maladie de ce qu'on appelle *l'âme* ou *l'esprit*. A ceux qui seraient encore attardés dans cette opinion et qui l'adopteraient parce qu'elle leur semblerait *plus relevée, plus spiritualiste, plus religieuse*, nous rappellerons ces belles paroles de Spurzheim :

« Je ne conçois pas comment un être immatériel, tel que
» l'âme, puisse tomber malade, qu'un élément simple puisse
» éprouver quelques altérations. Il me semble qu'une telle
» doctrine serait dangereuse pour l'immortalité de l'âme : toute
» maladie consistant dans les altérations qui dérangent les
» fonctions, il en résulte que, si l'âme pouvait subir des chan-
» gements appelés maladies, elle pourrait être changée tout à
» fait, prendre une autre forme, c'est-à-dire mourir. »

Pour nous, ces paroles sont péremptoires. La folie ne peut dépendre que d'une altération organique. Si nous ne la trouvons pas, cette altération, cherchons-la, cherchons-la toujours, ne disons pas : *il n'y avait rien*, mais : *nous n'avons rien vu*.

Si nous suivons maintenant la mortalité des aliénés suivant

les saisons, nous verrons, par le tableau des décès donné précédemment, que le plus grand nombre de morts a eu lieu dans la saison fraîche, en décembre, janvier et février, quoique cette saison fraîche soit ici la plus tempérée, et n'offre pas les mêmes inconvénients qu'en Europe : mais ici, c'est dans cette saison, pour ces maladies comme pour les autres maladies, qu'a lieu le maximum de la mortalité. Ce maximum de la mortalité de l'homme aurait-il lieu à la même époque de l'année par toute la terre, dans les années régulières c'est-à-dire sans épidémie?

Les maximum et les minimum de la mortalité de la folie suivant le sexe et les âges sont aussi les mêmes qu'en Europe, c'est-à-dire qu'ici comme en Europe, nos tables de mortalité de la folie donnent plus d'hommes que de femmes, parce que partout la mortalité générale des hommes est plus considérable.

Ici, c'est entre 20 et 40 ans que se trouve le maximum de la mortalité de la folie : c'est aussi dans cette période que ce maximum a lieu en Europe parce que c'est probablement à cette époque qu'a lieu la plus grande mortalité des hommes en raison du nombre des vivants.

N'oublions pas qu'Esquirol a dit que, proportion gardée, le nombre des fous était plus considérable dans la vieillesse.

Comme de pareils problèmes statistiques reposent sur la comparaison de différents éléments, qu'il est difficile de rassembler, de pareilles appréciations sont bien hasardeuses.

N° 10. *Guérisons obtenues à la Maison de santé de Saint-Pierre-Martinique, de 1839 à 1853 inclusivement.*

ANNÉES.	EFFECTIF annuel des aliénés.	GUÉRISONS EN :												TOTAL par sexe.		TOTAL.
		Janvier.	Février.	Mars.	Avril.	Mai.	Juin.	Juillet.	Août.	Sept.	Octob.	Nov.	Décemb.	Homm.	Femm.	
1839. .	22	»	»	»	»	»	»	»	»	1	»	»	»	1	»	1
1840. .	31	»	»	»	1	»	»	»	»	»	»	»	1	2	»	2
1841. .	45	»	1	1	»	1	»	»	1	1	1	1	3	8	2	10
1842. .	47	»	»	»	1	»	»	»	3	»	»	»	»	4	»	4
1843. .	56	»	»	1	»	1	1	»	»	1	»	1	2	4	3	7
1844. .	68	»	»	»	2	»	»	2	1	»	4	»	»	8	1	9
1845. .	92	1	»	2	»	2	»	2	1	»	1	»	1	7	3	10
1846. .	99	1	1	5	2	1	1	2	1	3	»	»	2	10	9	19
1847. .	94	1	1	1	1	2	4	3	1	1	»	1	»	11	5	16
1848. .	119	»	7	1	»	»	»	»	5	1	»	»	»	8	5	13
1849. .	135	4	1	6	2	1	»	»	3	»	1	»	2	12	8	20
1850. .	119	3	1	1	1	»	1	1	1	1	1	1	2	7	7	14
1851. .	106	»	»	1	1	3	1	»	1	1	»	1	1	4	6	10
1852. .	122	2	»	2	2	1	4	1	2	1	2	»	»	10	7	17
1853. .	114	2	»	2	»	2	2	»	2	»	1	5	5	12	9	21
Totaux. . . .		14	12	23	13	14	14	11	21	14	11	10	19	108	65	

Total des guérisons de 1839 à 1853 inclusivement. 173

Durée du séjour à l'établissement des aliénés qui s'y sont rétablis.

	Hommes.	Femmes.
Rétablis avant six mois de traitement. . . .	52	33
Rétablis après un traitement de six mois à un an.	36	19
Rétablis après un traitement d'un an à deux ans	18	10
Rétablis après un traitement de deux à trois ans.	2	3
	108	65
	173	

Guérisons.

Ainsi, 439 malades donnant 173 guérisons en quinze ans, la proportion des guéris aux malades est de 1 sur 2 1/2 environ.

Cette proportion est au nombre des plus favorables, si on la compare à d'autres établies par les statistiques d'Europe.

Vastel.	1 sur 7
De Boutteville (Rouen).	1 sur 4,08
Desportes.	1 sur 3,07
Esquirol	1 sur 2,1/2
Nantes	1 sur 2,57
M. Greco.	1 sur 2,1/2
Ferrus	1 sur 1,96
Statistique de Gand.	1 sur 1,61
Botle.	1 sur 1,05

Mais notre proportion des guérisons paraîtra encore plus favorable, si l'on établit les rapports année par année. En effet, la première année, elle fut de 1 sur 11, parce que l'établissement à son ouverture fut rempli par un résidu de *déments* qui composait le dépôt de Fort-Royal. Les années suivantes on admit peu à peu des maniaques : ainsi, dès 1840, elle était de 1 sur 4 1/2, et, si en 1853 on écarte les 77 restants au 1er janvier de cette année (voy. le tableau n° 1) comme étant des malades pour la plupart hors traitement, et si l'on considère la proportion des admissions, on aura 21 guéris pour 37 admissions.

4

La manie aigüe et la monomanie sont en effet les espèces de folie qui présentent à elles seules des guérisons.

C'est ce que l'on peut voir par le temps que les malades guéris ont séjourné à l'hôpital, 85 ont séjourné moins de six mois.

La démence est ici incurable, comme en Europe. Nous ne nous souvenons pas d'en avoir vu une seule guérison. Les malades de cette catégorie portés guéris avaient seulement leur état amélioré, c'est-à-dire rendu plus supportable par l'éloignement des accès, l'épuisement de leurs forces et le bon effet que produit même sur eux la tranquillité et la discipline des maisons d'aliénés.

Les mois, qui ont donné le plus de guérisons, viennent dans un ordre très irrégulier : c'est d'abord mars, qui est un mois frais, et août, qui est un mois très chaud.

En Europe, les mois d'été l'emportent sur les mois d'hiver, mais nous croyons que sur ce genre de conclusions on doit être bien circonspect, car la date de la sortie n'est pas toujours celle de la guérison. Généralement, on retient les fous dans les établissements quelque temps encore après que la guérison a eu lieu ; ce quelque temps est variable suivant mille circonstances inappréciables. Ainsi, dans les établissements qui reçoivent des indigents en Europe, on les renvoie plus promptement l'été que l'hiver, parce que la misère est plus supportable dans l'une que dans l'autre de ces saisons. Ici d'autres circonstances retardent ou avancent les sorties. La date de la sortie n'est donc jamais celle de la guérison.

Rechutes.

Il y a eu 51 réadmissions (36 hommes, 15 femmes), c'est-à-dire des malades qui, au moment où ils étaient mis en liberté, avaient recouvré leur raison, mais qui, quelque temps après, la perdaient de nouveau, de sorte qu'on était obligé de les réintégrer à la Maison des aliénés.

Par rechutes, nous n'entendons pas ces accès ou exacerbations irrégulières que présentent tous les fous, même les *déments*, dans le cours de leur maladie et qui se manifestent avec une sorte de périodicité comparable à celle des fluxions menstruelles ou hémorrhoïdaires, nous entendons de véritables rechutes après une guérison éprouvée, laquelle nous avait permis de demander leur sortie à l'administration qui doit en être avisée.

Traitement.

Nous sommes entièrement de l'avis d'Esquirol « aujourd'hui, dans le traitement de la folie, les maisons publiques d'aliénés sont le principal élément de la guérison ». — La loi de 1838 qui a rendu ces établissements obligatoires par toute la France suivant les proportions de la population, est une de celles qui honorent notre siècle, et elle a été avec juste raison appelée une loi *d'humanité*.

Aujourd'hui, en effet, une maison d'aliénés, tout comme une église, un palais de justice, un hôpital, fait partie du bagage de la civilisation. Toute société, qui s'établit, doit faire entrer un pareil établissement dans les prévisions de son budjet. Penser autrement ce serait rétrograder.

C'est donc avec une surprise et un regret véritables que nous avons vu l'existence de la Maison des aliénés de Saint-Pierre mise en question et sa suppression rangée au nombre des économies à faire. Une pareille action serait barbare : ce serait une violation formelle de la loi de 1838, puisqu'on peut dire que c'est sous l'inspiration de cette loi que l'établissement de Saint-Pierre s'est élevé en 1839 (1).

(1) Extrait d'une lettre de M. le ministre de l'intérieur, en date du 18 février 1843, au ministre de la marine : « Cette affaire me paraît, monsieur et cher collègue, montrer combien il serait utile d'approprier aux Antilles un établissement spécial pour le traitement de l'aliénation mentale.... Je ne puis donc que m'associer au vœu émis par tous les agents de l'administration dans l'affaire qui nous occupe, de voir fonder aux colonies un établissement spécial pour le traitement de l'aliénation men-

Lorsque, comme nous, on a vu le triste sort, les mauvais soins que les aliénés reçoivent dans leurs familles, l'embarras et le désespoir de celles-ci, malgré tout leur dévouement, ces passages continuels de la faiblesse à la violence, ces brutalités, cette incarcération qu'on est forcément amené à faire subir aux malades, non-seulement on reconnaît l'indispensable utilité d'une maison pour l'aliénation mentale, mais on se prend à regretter que les ressources sociales ne permettent pas de faire jouir de ce bienfait tous les aliénés. Il semble que, dans une société bien organisée, de toutes les charges sociales, le soin des aliénés doive être un des plus sacrés, puisqu'il intéresse tout à la fois l'humanité et la sécurité de cette société. — Si à la rigueur, au prix de grands sacrifices, quelques familles privilégiées peuvent ménager à leurs aliénés, dans quelques campagnes isolées, les avantages d'une maison particulière, que feront ceux qui n'ont pas les mêmes ressources? Ah! réunissons-nous, cotisons-nous pour maintenir la Maison des aliénés, c'est un *en cas* pour tous. Après l'exemple de M. le contre-amiral de Moges, qui peut dire qu'il n'ira point frapper à la porte de cet asile, pour lui peut-être, ou pour quelqu'un des siens!!!

Que de fois avons-nous vu des aliénés, qu'on annonçait comme intraitables et dangereux chez eux, se montrer dociles et soumis dès les premiers jours de leur entrée à la Maison de Saint-Pierre! On était obligé de les tenir continuellement enfermés dans des greniers ou dans des caves : ils démolissaient les murailles, déchiraient tout ce qui leur tombait sous les mains, frappaient les personnes qui étaient chargées de les soigner, troublaient de leurs vociférations le repos de tout un quartier, menaçaient même de mettre le feu. Eh bien! ces

tale. La loi du 30 juin 1838, sur les aliénés, a été un immense service rendu en France à l'humanité; il serait digne de vous, monsieur et cher collègue, ainsi que du gouvernement du roi, de faire participer les colonies sur leur propre territoire aux bienfaits de cette loi. » — Voyez cette loi de 1838 sur les aliénés, dans *Annales d'hygiène publique et de médecine légale*, p. 215.

furieux n'étaient pas plus tôt dans nos cours et dans nos jardins, qu'on pouvait les laisser se promener, contenus par une simple camisole de force, ou quelquefois même librement, par la seule intimidation qu'exerce la maison où ils se trouvaient, et au grand étonnement et à la plus grande satisfaction de leurs familles que jusque-là ils désolaient.

Nous avons peu de mots à ajouter sur le traitement auquel nous soumettons les aliénés qui nous sont confiés. Nous n'avons découvert aucun *arcanum*, aucun spécifique, aucune méthode qui nous soit propre : nous nous sommes bornés à appliquer les règles du traitement prescrit par les maîtres de la profession, les Pinel, les Esquirol, les Georget et les Leuret dans leurs immortels ouvrages. C'est surtout dans la médecine mentale qu'il y aurait du danger à trop généraliser, et que le principal traitement est souvent un traitement individuel.

Nous n'avons repoussé aucun moyen. Ceux dits moraux ou intellectuels sont le plus usuellement employés. La douceur et la patience forment le fond de notre méthode générale ; l'intimidation n'est essayée que par *exception*, lorsque la douceur et la patience ne font aucun effet. Nous pensons que le traitement de l'aliénation mentale est une sorte d'éducation à faire qui exige le concours de personnes entendues, et un ensemble difficile à obtenir chez les particuliers, et nous attendons beaucoup du calme de l'isolement, de la discipline de l'établissement.

C'est pourquoi, lorsque nos fous guérissent, nous ne pouvons pas dire qu'ils ont guéri par tel ou tel moyen, mais par l'ensemble des soins dont ils ont été l'objet. La proportion des guérisons, depuis que cet établissement nous est confié, est le seul témoignage que nous invoquions en faveur de cette manière d'agir.

Nous ne repoussons point les moyens physiques ou médicaux ni les remèdes pharmaceutiques, mais nous ne les employons que pour combattre les troubles physiques. Nous ne suivons alors d'autres règles que celles qui nous dirigent dans le traitement des autres maladies. Les fous sont pour nous des malades placés dans une circonstance particulière. La constitution du malade, l'intensité de son agitation, peuvent nous déterminer à les saigner. La suppression d'un flux périodique ou d'une éruption nous engage à essayer de quelques purgatifs ou de vésicatoires; mais, sauf quelques indications précises, nous aimons mieux nous abstenir: nous ne poursuivons pas à outrance la guérison de la folie par des remèdes: l'expérience de la science sur ce point nous paraît faite.

Avant nous, on avait cru ici obtenir quelques succès par l'emploi répété et en quelque sorte systématique du purgatif Leroy : nous avons dû modérer cette médication à cause de la facilité des diarrhées à s'établir et de la difficulté de les guérir, et aussi à cause de la persistance de la maladie, ainsi que nous n'avons eu que trop d'occasions de le voir à la suite des plus longues diarrhées; celles-ci qui conduisent les malades jusqu'à la mort, n'ont aucune influence sur la marche de la folie, presqu'aucun malade n'a recouvré la raison même aux derniers instants de la vie. Comment les dérivations produites par une continuité de médecine Leroy auraient-elles plus d'effet?

Une grande circonspection nous est recommandée par l'état d'affaiblissement, d'atonie et de misère dans lequel nous arrivent la plupart des malades.

Nous avons néanmoins dans quelques cas tenté de certains moyens empiriques, du tartre stibié à hautes doses dont l'un d'entre nous, M. de Luppé, avait vu de bons effets à la Maison d'Avignon ; de l'opium à doses forcées et continues comme le recommande M. Michéa; du *datura stramonium* contre les hallucinations : mais ces essais n'ont pas eu un succès assez évident, pour que nous en parlions.

Les bains tièdes prolongés avec ou sans affusions d'eau froide sur la tête, dans les cas d'agitation prolongée, sont le moyen auquel nous donnons la préférence.

Les douches n'ont été employées que comme moyen d'intimidation. Quelques essais de travail ont été faits par nous et ont donné ici comme ailleurs de bons résultats : ils procuraient une distraction aux malades, qui en étaient plus gais, et leur appétit et leur sommeil en étaient meilleurs. Nous avons pu ainsi leur faire construire un jardin autour de l'établissement, mais ce travail fini, il n'y a pas eu moyen de leur trouver un autre emploi. Il n'y a aucune industrie pour les occuper, mais dans ce pays éminemment agricole, où le travail des champs se fait en commun au bruit des chants et souvent avec accompagnement de tambour, il semble qu'aucun autre mode de travail ne serait plus favorable aux fous que celui de nos ateliers : aussi ne désespérons-nous pas qu'une petite sucrerie, comme la ferme de Bicêtre, ne devienne un jour le complément de notre maison de fous, et ne soit un des progrès que l'avenir réserve à ce pays.

Nous voudrions aussi qu'un mode d'admission mieux entendu rendit plus libre le mouvement de ces admissions, que les formalités à remplir ne retinssent pas si souvent les malades à la geôle, qui est aujourd'hui comme l'antichambre de la Maison des aliénés, ce qui fait perdre le temps le plus propice à la maladie, la période des débuts.

Une seule colonie ne pouvant faire à elle seule les frais généraux d'un asile pour les aliénés, ne conviendrait-il pas que l'asile de Saint-Pierre déjà établi devînt l'asile central pour tous les aliénés de la Guadeloupe et de Cayenne, ainsi que cela s'est pratiqué pour quelques-uns seulement?

Enfin, nous ne voulons pas finir ce compte rendu, sans rendre hommage à deux de nos collaborateurs pour la part qu'ils prennent avec nous dans cette œuvre de l'assistance des aliénés à la Martinique : d'abord au Directeur particulier de l'établissement, M. Grace, qui par le dévouement avec lequel il exerce sa charge, prouve la vérité de cette observation déjà faite, qu'en demeurant avec les aliénés, on finit par les aimer.

C'est à la bonne tenue de ses registres et à son obligeance que nous devons la plupart des tableaux publiés dans ce travail; et aussi à M. Jules Vergeron, administrateur des hôpitaux des Colonies, qui, par l'activité, l'intelligence et la libéralité avec lesquelles il répond à toutes les exigences de cette grande entreprise, ne laisse rien à désirer, et mérite bien de son pays et de l'humanité.

9 782014 450194